* ARTHRITIS *

• •

NATURHEILKUNDLICHE BERATUNG ZU helfen und zu verhindern.

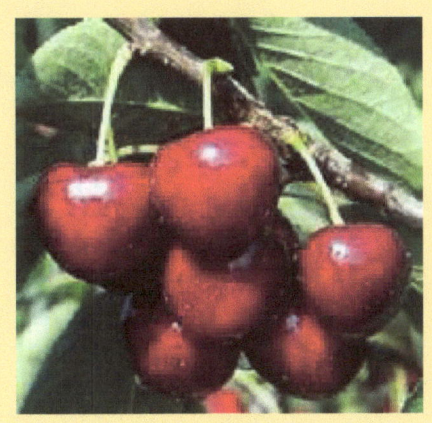

Geschrieben von: **SHEILA BER –**
Naturheilkundliche Consultant.

EINLEITUNG:

Ich bin ein Microbiological/chemische Technologist, der derzeit als Naturopathic Berater tätig ist.

Ich schreibe dieses Buch um Beratung und Hilfe zu behandeln und verhindern Arthritis und die damit verbundenen Probleme, durch Beseitigung der Ursachen, anstatt nur das Symptom-Adressierung.

Es gibt viele interne und externe Einflussfaktoren, die Körper und beeinflussen, wie Sie sich fühlen, denken, handeln, Essen. Dies sind alle manifestiert sich oft auch in arthritischen Schmerzen, die Ursachen unnötiges Leiden.

Die Beratung in diesem Buch ist aus meiner Mikrobiologisch/chemische Hintergrund, sowie ab meiner persönlichen Erfahrung.

Ich bin ein wahrer und erfolgreicher Überlebender des Brustkrebses, die Krankheit von Crohn, und Gelenkentzündung.

Das Buch widme ich meine beiden Söhne: Bernard und Philip.

Besonders auch an alle, die einfache, natürliche suchen und wirksame Behandlung keine arthritischen Symptome zu beseitigen und der Schmerz zugeordnet.

INDEX:

1. Hohe mikrobielle Aktivität,

2 . Unausgewogene Körper pH-Wert,

3. Entzündung,

4. Mechanische Aktion der Gelenke

5 . Druck und die Auswirkungen auf die Gelenke,

6. Temperatur,

7. Feuchtigkeit und Auswirkungen auf die Gelenke,

8. Elektrolytstörung,

9. Ernährung,

10. Psychische Verfassung und wie sie Ihre Gelenke bewirkt,

11. Übungen,

12. Yoga.

13. Autor Biographie.

Es gibt viele Arten von Arthritis, Osteoarthritis, um im Bereich von rheumatoider Arthritis. Osteoarthritis wird durch die Abnutzung des Knorpels gekennzeichnet. Rheumatoide Arthritis, auf der anderen Seite ist die Entzündung der Gelenke, die aus einer viralen Infektion oder Autoimmunreaktion. Obwohl die eigentliche Ursache der Arthritis ist noch nicht vollständig bekannt sind, können mehrere mögliche Ursachen zurückzuführen sein: Verletzungen, Infektionen, anormale Stoffwechsel und / oder eine überaktive Immunsystem. Aufgrund der vielfältigen Ursachen, würde Behandlungsprogramme daher auf die spezifischen Ursachen konzentrieren.

Arthritis häufigsten Symptome sind: Schmerzen, Fieber, Gelenkschmerzen Steifigkeit, Wärme, Rötung und Schwellung.

Darüber hinaus können Fehlstellungen von den begrenzten gemeinsamen Funktionen führen.

Wenn unbehandelt, andere Organe des Körpers wie den Nieren, Herz und Lunge kann in Mitleidenschaft gezogen werden.

MEINE BESTE EMPFEHLUNG FÜR SIE:

Die grundlegenden Ursachen zu Arthritis sind wie folgt:

1) **Hohe mikrobielle Aktivität**, die führt zu Entzündung.

Probiotika zu nehmen ! Sie haben viele gesundheitliche Vorteile, und sie helfen zu bekämpfen und zu beseitigen die Mikroben, die Entzündungen verursachen.

Beseitigen Sie täglich! Chemischen und mikrobiellen Toxine zirkulieren im Körper, beeinflussen Ihre Gelenke negativ, was zu Entzündungen, Schmerzen und Schwellungen.

Täglich Eliminierung Hilfe Reduzierung all diese Symptome.

2) **Mechanische Aktion** der Gelenke und Knorpel Aushöhlung.
Knorpel fungiert als Isolierung zwischen den Knochen.

Ursachen sind unterschiedlich und umfassen Verschleiß: Dauereinsatz, Überbeanspruchung oder falsche Verwendung der Gelenke, erhöhen das Risiko einer Beschädigung zu ihnen.

Zu minimieren, tragen von Stöckelschuhen. Tragen Sie bequeme Schuhe, die Ihnen eine angemessene Unterstützung liefern.

Überprüfen Sie auch Gleichgewicht Ihres Körpers.

Unausgewogene Körper betrifft die Möglichkeit, Sie Fuß, und wirkt sich somit auch die mechanische Funktion Ihrer Knie. Wenn Sie das Gefühl, dass Sie Gleichgewicht fehlen, finden Sie unter einem Chiropraktiker oder Physiotherapeut. Sie müssen möglicherweise passen Sie Ihren Rücken und Haltung in regelmäßigen Abständen.

* Übung: Tägliche Übungen, Ihre komfortable Rahmen mit ein wenig Herausforderung oder Widerstand, Ausdauer, Balance und Mobilität helfen Ihnen auszubauen.

Finden Sie die Klausel
#10 unten weitere für Informationen.

3) **Druck** - Druckmittel von Schwergewicht auf Gelenke, besonders die Knie, kann dazu beitragen, weitere Schäden und Erosion der Knorpel, Sehnen und Knochen.

Tragen Sie schwere Gewichte nicht. Griff Gewicht, das Sie fühlen ist leicht, und die wird nicht üben Druck auf Ihre Knie.

Ihre Knie tragen großen Teil Ihres Körpergewichts. Wenn Sie übergewichtig sind, profitieren Sie erheblich abnehmen, das fühlt sich angenehm an Sie, und, die profitieren auch Ihre Knie und andere Gelenke.

4) Temperatur -halten Sie Ihre Gelenke warm, vor allem die Knie während der kühlen und kalten Jahreszeiten.

Die Knie sind sehr empfindlich gegenüber Kälte. Kälte verschlimmert und erstarrt sie, ebenso wie alle anderen Gelenke, was zu Entzündungen und Schmerzen, insbesondere, wenn Sie bereits ein gewisses Maß an Arthritis leiden.

Lösung : Tragen Stulpen, die über den Knien, Tag und Nacht gezogen werden können um sicherzustellen, dass sie ständig warm gehalten werden!

Sie können Acryl Stulpen in den meisten Dollarama Geschäften, zu einem sehr günstigen Preis erhalten.

Hinweis: die Knie warm zu halten, wenn die Temperatur Ihrer Umgebung liegt unter 15 ° C, macht eine Welt Unterschied, wie Ihre Knie fühlen!

5) *Feuchtigkeit* -hohe Luftfeuchtigkeit in der Luft und niedriger Luftdruck darstellen ungünstigen Umgebung für arthritische leiden.

* Kümmern Ihre Gelenke, vor allem die Knie, durch die Anwendung einer Barriere auf dem Gebiet der Gelenke.

Lösung : *Eine geeignete Barriere kann jede normale, gesunde Speiseöl, wie Traubenkern, Mandel, Senf oder sogar Rapsöl sein. Massage täglich, jedem der oben auf dem gemeinsamen Gelände für ein paar Sekunden. Das Öl hinterlässt eine Schicht, die Feuchtigkeit heraus halten.*

Darüber hinaus Öle, die reich an Antioxidantien, wenn die Haut zu durchdringen versieht Ihre Gelenke mit ausgezeichneten gesundheitlichen Vorteile sowie mit viel benötigt Schmierung.

6) Imbalanced Körper pH-Wert. Ihr Blut-pH muss leicht alkalische, und wenn sie sauer ist, es führt zu höheren mikrobielle Aktivität in Ihrem Körper, Sauerstoffentzug, damit höhere Entzündung Ebene, die sich in vielerlei Hinsicht manifestiert.

Insgesamt Körper pH-Wert hat erhebliche Auswirkungen auf alle Gelenke, Organe, Blutgefäße, Gewebe, Hormone, kurz gesagt, alle Körper Systeme. Sauren pH-Wert ist zurückzuführen auf <u>hoher</u> Verzehr von Zucker/Kohlenhydrate, Proteine, Öle und Fette und Stress.

Zur täglichen tun Sie das folgende alkalize :

Nehmen Sie 1/2 TL Backpulver (Arm & Hammer) in 1 Tasse Wasser mit 1 Kalium-Tablette.

Möglicherweise müssen Sie die oben wiederholen 2-3 Mal am Tag, so dass Ihr Körper leicht alkalische: pH-Wert 7.0-7.5.

Um Ihren Körper pH-Wert testen, Sie testen einfach den pH-Wert im Urin, wie folgt:

Ein einfacher Test erfolgt mit einem q-Tip (beschichtet mit Kurkuma und hat helle gelben Farbe) und ist der Stream des Urins unterstellt.

Wenn der pH-Wert sauer ist, bleibt es gelb, und wenn es alkalisch ist, erscheint die Farbe von den q-Tip in Farbe von Orange bis Rot Wein.

Rotwein, von Orange sind die Farben, die Sie erhalten haben. Wenn Sie sofort auf Ihre q-Tip, gelb sehen, alkalize, indem man Ihre Natron trinken, wie oben beschrieben.

** Um Ihre Q-Tips auf den Test vorbereiten, die folgenden einfachen Schritte zu tun: In einem kleinen Behälter, platzieren Sie einige Esslöffel reiben Äthyl-Alkohol (Apotheke S.D.M.). Im Mix: 1/2 TL Kurkuma Pulver. Mischen Sie gut. Tauchen Sie 10-20 Q-Tips in die Mischung.

Lassen Sie über ein Stück Papier trocken. Schneiden Sie sie in 1/2, sodass Sie beide Enden für weitere Tests verwenden können. Haben Sie eine Monats-Versorgung Ihrer täglichen pH-Wert-Tests zu tun.

7) Elektrolytstörung - Wenn Ihr Elektrolyt Körperflüssigkeiten nicht ausgeglichen sind, ist die elektrische Leitfähigkeit in Ihre Gelenke nicht optimal. Wodurch sich weniger Folgendes:
Durchblutung, Sauerstoff, Nährstoffen und Energie.

Zum Ausgleich der Elektrolyte nehmen Sie täglich: Multi-minerals und auch 1 Kalium Tablette 99 mg - 1-2 x pro Tag.

8) **Diät**-Diät, bei der übermäßigen Zucker, Kohlenhydrate und Junk-Lebensmittel, die auch enthalten ungesunde Öle und Fette, die eventuell schädlich und giftig für Ihre Gelenke und Körper im Allgemeinen.

Diäten hohe Zucker in jeder Form, einschließlich Kohlenhydraten (Kohlenhydrate), werden feed die anaeroben Bakterien und Hefe in Ihrem Körper, sie zu multiplizieren und die Erhöhung der mikrobiellen, die Entzündungen und Schmerzen, folglich Erosion Gelenke Knorpel und Knochen führen wird.

Reduzieren Sie die Aufnahme von Zucker/Kohlenhydrate!

* Hinweis: Honig (Monosaccharide) in Maßen ist gut.
Es bricht und ruft absorbiert schneller, so dass weniger Zeit für Mikroben zu füttern und zu multiplizieren.
Honig kann backen, Tee, Kaffee und vieles mehr verwendet werden.

Es ist bei Raumtemperatur aufbewahrt, sondern muss sorgfältig behandelt werden, immer mit sauberen Geschirr während des Gebrauchs, um eine mikrobielle Kontamination zu verhindern.

9) *Geisteszustand* - Wenn Sie Spannung erleben, die extreme ist, oder wenn Ihre Emotionen schwankend sind, außer Kontrolle. Es ist individuell und jede Person, die extreme variiert, entsprechend ihren Möglichkeiten Bewältigungsstrategien.

Finden Sie positive Wege, damit umzugehen, und lassen sie verweilen, da es schädlich für Ihre Gesundheit und Ihre Gelenke werden es spüren, nicht!

Spannung konvertiert Körper pH-Wert in sauren wie folgt:

HÖHEREN STRESSPEGEL = ERHÖHTE KÖRPER SÄURE.

ERHÖHTE SÄURE = HÖHERE MIKROBIELLE LEVEL.

MIKROBIELLE HÖHEREN = ERHÖHTE ENTZÜNDUNGEN UND SCHMERZEN!

GRÖßERE ENTSPANNUNG = VERMINDERTE KÖRPER SÄURE.

VERRINGERTE SÄURE = VERMINDERTE ENTZÜNDUNGEN UND SCHMERZEN!

ALKALIZE TÄGLICH! Siehe Klausel #6 oben.

Wenn der Körper pH-Wert sehr sauer ist, behindert die normale metabolische Aktivitäten, was zu Entzündungen und Schmerzen.

* Körper Säure wird in Blut und Urin sowie in Speichel erkannt.

VERHAFTUNG der PROGRESSION von ARTHRITIS IN IHRE Gelenke, nehmen die folgenden täglich:

1) GLS-500 *-(Glucosamine sulfat) oder GLS-1000, 1 Kapsel - 2 x pro Tag.*
Sie dauert es mit dem Essen, wenn irgendwelche Beschwerden auftreten.

* Geben sie genügend Zeit, um ihre volle Wirkung entfalten: 3-4 Wochen!

2) Boswellia *-ein entzündungshemmendes Kraut, das ist sehr effektiv. 1 Tablette 2 x pro Tag.*

3) MSM *-(Methylsulfonylmethan) 1000 mg. - hervorragend bei der Verringerung der Schmerzen und Entzündungen. Nehmen Sie 1 Kapsel 2 x pro Tag. Für erhöhte Schmerzen und Entzündungen, können Sie sicher 1-6 Kapseln 3 x täglich, vorzugsweise auf nüchternen Magen nehmen.*

4) <u>**Multi-Vitamine.**</u>

5) <u>**B-Komplex**</u> *- 1 Tablette - 1-2 x täglich mit Essen, mit Stress helfen.*

6) <u>*Vitamin D3*</u> *- 4.000-6.000 i.u. Caplets, 2 X täglich, mit Omega Öl/Flachs Öl für maximale Absorption eingenommen. Vitamin D ist ein Steroid Anti-inflammatory.*

Es ist sehr nützlich, vor allem in höherer Konzentration für Entzündung niedrig zu halten.

Es unterhält, gesunde Knochen und ausgewogene Schilddrüse. Vitamin D3 kann sicher bis zu 10.000 IE pro Tag eingenommen werden. Verbesserung der Gesundheit, und Verringerung der Entzündung, wird sofort bemerkt.

7) **<u>Beta-Carotin</u>** - *1 Caplet 2 x pro Tag mit Essen. Es hilft, die um Entzündung zu bekämpfen!*

Es konvertiert in Vitamin A und wird in der Leber gespeichert.

8) **<u>Lebertran</u>** - **<u>Cod liver oil</u>** *<u>ist sehr anti entzündungshemmend, wie hoch in der folgenden: Vitamin A & D, Omega-3, EPA und DHA.</u>*
<u>Das Öl hat viele gesundheitliche Vorteile. Ich kann nicht genug betonen, wie hilfreich es ist, bei der Verringerung der Entzündung und Schmerzen in der</u>
<u>Gelenke, sowie im gesamten Körper.</u>
<u>Nehmen Sie 2-4 Esslöffel flüssige Öl pro Tag, vor oder nach den Mahlzeiten. Cod liver oil reduziert auch Körper Cholesterinspiegel, hilft bei Löschen Entzündung der Lunge, und es lindert Symptome der Depression!</u>

9) <u>Aspirin</u> - 81 mg beschichtet - sogar jeden zweiten Tag. Nehmen Sie es mit dem Essen nur! Es ist sehr wirksam bei der Verringerung der Entzündung.

Sie können dies überprüfen, indem Sie überprüfen Ihr Blut ESR (Blutsenkung) Ebene, bei der Einnahme von eines Bluttests.

10) <u>Calciumcitrat</u> - diese Form ist mehr Resorbierbarer. 1.200 Nehmen 1.500 mg pro Tag, zusammen mit Vitamin C, weitere Aufnahme instandzuhalten starke Knochen helfen.

11) <u>Enzyme</u> - Sie fördern besseren Stoffwechsel, Und Hilfe bei der Verdauung. Enzymbehandlungen zur Härtung Arthritis haben weitaus mehr positive Ergebnisse gezeitigt.

Der Einsatz von proteolytischen Enzymen wie Serrapeptase hat gezeigt, dass diese Enzyme zu lösen vermag tot oder Narbengewebe, ohne dabei die gesunden lebenden Gewebe sind.

Sie sind viel sicherere Alternative für steroidale und nicht steroidale entzündungshemmende Medikamente wie NSAIDs. Sie gelten auch als eine sicherere Option über jede exotische Behandlung.

12) _Coenzym Q10_ - Coenzyme sind wesentliche organische Verbindungen, die für Enzyme fügen ihnen zu helfen, zu katalysieren alle Reaktionen.

Coenzym Q10 stärken das Immunsystem und hilft bei der Produktion von Energie

13) **<u>Kirschen</u>** -die Beeren sind sehr hilfreich Senkung der Entzündung, und sie sind reich in viele Vitamine wie A C und Kalium.
Sie unterstützen bei der Verringerung der Körper Säure.

14) **<u>Kupfer</u>** - Kupfer ArmbandKupfer wird vermutet, dass antioxidative Eigenschaften verhindern, dass freie Radikale schädigen Gelenke haben. Kupfer wird durch die Haut, Linderung von Schmerzen allmählich resorbiert.

Sie können es Tag und Nacht tragen. Es funktioniert!

15) **<u>Übung & Yoga</u>** - Sie müssen trainieren täglich, 15-20 Minuten, um zu verhindern, dass Ihre Gelenke, wie auch Ihre Muskeln immer steif. Falls nicht, erleben Sie schlechte Mobilität.

Wenn Sie mobilisieren oder arbeiten Ihre Gelenke und Muskeln, Ihre Geheimnisse wesentlichen biochemischen schmierenden Körperflüssigkeiten, allmählich helfen Ihnen, optimale Bewegungsfreiheit zu erreichen.

Hinweis : Auch wenn Sie große Schmerzen auftreten, machen Ihre besten Bemühungen, auszuüben. Sie werden schließlich nur fühlen Sie später, als die Schmerzen besser nachlässt!

Schmierenden Flüssigkeiten erleichtern langsam auszuüben. Wenn Sie in extremen Schmerzen sind, nehmen Sie Tylenol, 1/2 Stunde vor dem Training.

Yoga -Yoga sogar 10-15 Minuten pro Tag, bequem auf dem Rücken liegend viele gesundheitliche Vorteile Ihnen wird, zu tun, physisch, mental und spirituell.

Sie können einige der Übungen auf den folgenden Websites informieren:

http://www.eHow.com/way_5344176_top-Yoga-exercises-Hip-Pain.html

und

http://www.Livestrong.com/article/419696-Gentle-exercises-Wann-liegend-Down /

Ich hoffe, dass Sie die oben aufgeführten Informationen sehr hilfreich.

BER SHEILA, 2012.

Haftungsausschluss

SHEILA BER BIOGRAPHIE   2012.

Professionell:

*Ich bin ein **Microbiological/chemische Technologist**, arbeitet derzeit als **Naturopathic Berater**.*
Ich arbeitete in Mikrobiologie und Chemie, seit etwa 12 Jahren in der Pharma-, Kosmetik- und Toilettenartikel.

Ich begann als mikrobiologische/chemischer Analytiker. Ich durchgeführt:
chemische und mikrobiologische Analyse der Rohstoffe, Fertigprodukte, Vielzahl von Verpackungsmaterialien und ihre Vereinbarkeit mit anderen Bereich der Fertigprodukte.

Chemische Analyse wurden mit aktuell technologisch fortschrittliche Instrumente wie Spektralphotometer und andere Geräte Prüfungen unterzogen. Mikrobiologischen Untersuchungen einschließlich Bebrütung von Proben und mikroskopische Untersuchungen einer Vielzahl von Bakterien, Hefen und Pilze.

Ich war auch in Forschung und Entwicklung und bei der Formulierungen der Vielzahl von Produkten. Ich habe viele Formulierungen durchgeführt und einige bei Bedarf geändert.

Ich habe einige Jahre später eine höhere Position mit dem Titel der Qualitätsmanager erweitert.

Meine Arbeit aufgenommen:
1) Qualitätskontrolle der Rohstoffe, Fertigprodukte, Verpackung.

2) Ich war verantwortlich für die Verwaltung und das Laborpersonal zu unterstützen.

3) Darüber hinaus haben ich Inspektionen am Boden Produktionsanlagen, die Arbeitsmittel einschließlich der Lüftungsanlage und anderen Systemen durchgeführt. Monatliche Berichterstattung über die Ergebnisse meiner Empfehlungen und Durchführung der erforderlichen Korrekturmaßnahmen.

4) Kommunikation mit Health Canada, besonders für ihre behördlichen Zulassungen für neue Patente und neue Produkte. Bietet ihnen die Dokumentation und MSDS Informationen des Rohmaterials beteiligt, in den Formulierungen.
Ich habe alle oben genannten Pflichten enorm genossen.

Es ist technisch sehr Beteiligten arbeiten, sehr interessant und an.

Persönlich:

Im Allgemeinen bin ich eher unkonventionelle, wenn als älter, ich etwas konventionelleren geworden. Ich mag Dinge, gerade einfache, unkomplizierte!
Ich mag es, Menschen zu helfen. Ich versuche, Dinge, Situationen aus verschiedenen Blickwinkeln betrachten.

Ich unterlassen, andere nach zu urteilen, aber müssen alle Fakten und Gründe für ihre bestimmte Verhaltensweisen, Gedanken und Handlungen, wissen, bevor Sie sich eine eigene Meinung bilden.
Ich nehme alles mit einem Körnchen Salz, immer bleiben wachsam und vorsichtig.

Das Leben hat seine Höhen und tiefen, aber ich versuche immer, über Wasser zu halten. Versuchen ist das Schlüsselwort!

Ich oft meine Erwartungen zu überprüfen und möglicherweise senken sie manchmal Dinge in Perspektive zu halten.

Im Alter von 20 Jahren habe ich 2 Jahre Dienst in der Armee, füllen die Position des Sergeant abgeschlossen. Es war auf jeden Fall, wichtige Erfahrung für mich.

Ich habe zwei erwachsene Söhne. Ich liebe sie sehr lieb! Ich genieße eine fürsorgliche Mutter, nicht perfekt, mit immer Raum für Verbesserungen.

AUSBILDUNG:

*Ich habe Abschluss mit **Auszeichnung in der Wissenschaft** und mit **Unterscheidung in Physik.***

Seneca College
Mikrobiologische/chemische Technologie

Technische Schule
Architektur/mechanische Ausarbeitung

Schule der Buchhaltung
Allgemeine Buchhaltung

BERUF:

Ich arbeite derzeit als Naturopathic Berater.

BERUFLICHEN WERDEGANG:
Medikament Handelsgesellschaft - Toronto
Mikrobiologische/chemische Technologist

FABERGE – Toronto
Qualitätskontrolle / Laborleiter

REVLON - Toronto
Qualitätskontrolle / Laborleiter

ACCENTURE-Geschäft für Hilfsprogramme - Toronto
Rechnungswesen/Verwaltung

Ich Lebte in:
1) Toronto, Kanada,
2) Argentinien.

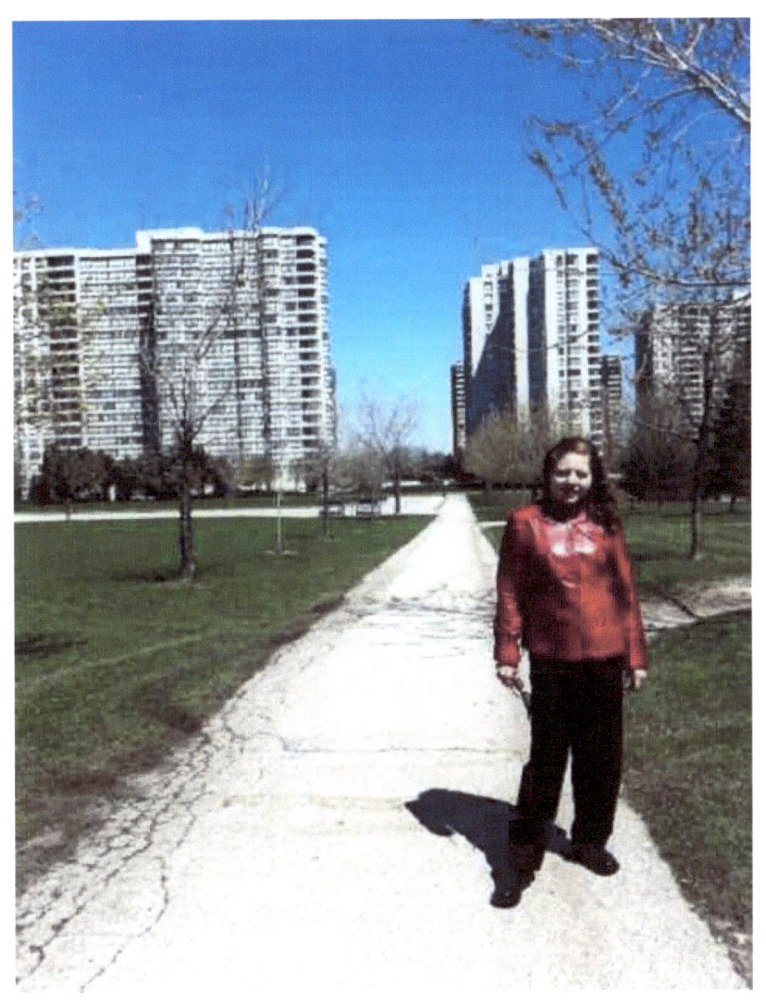

SHEILA BER, 2012.

(SHULLA)

Haftungsausschluss.

ALKALIZE und Überleben!

www.ingramcontent.com/pod-product-compliance
Lightning Source LLC
Chambersburg PA
CBHW050905290526
45792CB00002B/711